PUBLICATIONS DE LA SOCIÉTÉ FRANÇAISE D'HYGIÈNE

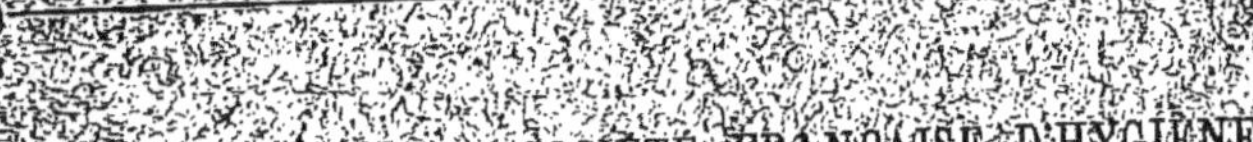

L'ÉCRÉMAGE
DU LAIT

Enquête de la Société Française d'Hygiène

RAPPORT

Présenté par M. J. BRUHAT, à la séance
de la Société du 11 Juin 1897

PARIS

AU BUREAU DE LA SOCIÉTÉ
30, rue du Dragon

1897

Organe de la Société :

JOURNAL D'HYGIÈNE
CLIMATOLOGIE
EAUX MINÉRALES, STATIONS HIVERNALES ET MARITIMES, ÉPIDÉMIOLOGIE
Bulletin des Conseils d'Hygiène et de Salubrité
PUBLIÉ PAR
Le Dr PROSPER DE PIETRA SANTA

30, rue du Dragon
PARIS

PUBLICATIONS DE LA SOCIÉTÉ FRANÇAISE D'HYGIÈNE

L'ÉCRÉMAGE

DU LAIT

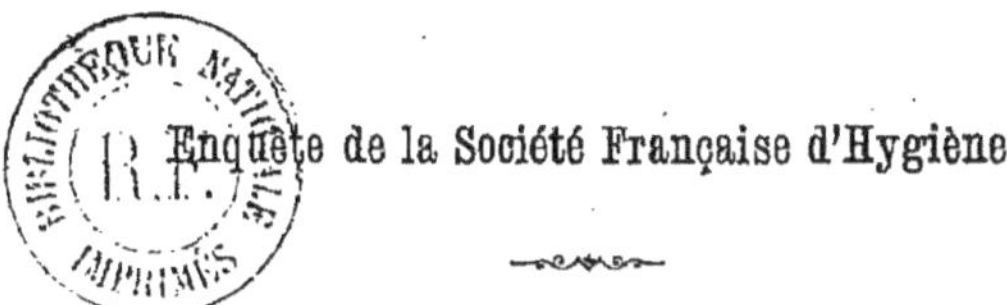

Enquête de la Société Française d'Hygiène

RAPPORT

Présenté par M. J. BRUHAT, à la séance
de la Société du 11 juin 1897

PARIS
IMPRIMERIE ET LIBRAIRIE CENTRALES DES CHEMINS DE FER
IMPRIMERIE CHAIX
SOCIÉTÉ ANONYME AU CAPITAL DE CINQ MILLIONS
Rue Bergère, 20
1897

HISTORIQUE

De l'Enquête de la Société Française d'Hygiène.

A la séance de janvier, M. Féret, dans une note très précise, demandait à la Société française d'Hygiène, et au nom de la santé publique, que le *lait complet seul* pût être vendu sous le nom de *lait*, et que le lait *écrémé* mis en vente dût porter une étiquette avertissant l'acheteur de cet écrémage.

A la séance de mars, M. Bruhat, dans une réponse très documentée, après avoir rappelé que cette question avait déjà fait l'objet d'une enquête officielle en 1857 et d'un rapport au Préfet de police, montrait comment et combien cette fraude s'exerçait à Paris et signalait comment, d'après une enquête personnelle faite par lui auprès de certaines municipalités de province, on avait réussi à l'enrayer dans certaines régions. Il montrait comme exemple que cette falsification avait presque disparu à Bordeaux depuis que la municipalité avait exigé que le lait écrémé fût vendu dans des vases de forme spéciale et munis d'une étiquette fixe indiquant l'écrémage. Il démontrait ensuite qu'à Paris cette fraude avait été mal combattue et concluait que si une enquête générale était ouverte auprès des municipalités des villes importantes de France, il y avait lieu d'espérer que ces municipalités répondraient à notre questionnaire; et que, du dossier d'ensemble ainsi obtenu, pourrait résulter peut-être un moyen pratique de résoudre cette question de la fraude du lait par écrémage.

Après discussion, la Société française d'Hygiène décida à l'unanimité qu'il y avait lieu de poursuivre l'enquête déjà commencée par M. BRUHAT; lui confia le soin de faire, au nom de la Société, les démarches nécessaires; et, l'enquête terminée, de lui présenter un rapport d'ensemble sur la question.

D^r DE PIETRA SANTA.

(Résumé des procès-verbaux des séances de la Société.)

L'ÉCRÉMAGE DU LAIT

MESSIEURS,

A la séance de mars, et comme conclusion de la discussion générale qui a suivi la communication de M. Féret et celle que j'ai eu l'honneur de vous faire, vous avez bien voulu me confier la mission d'ouvrir, auprès des municipalités des villes importantes de France, une enquête sur la fraude du lait par écrémage, et de compléter l'étude sommaire que je vous avais présentée sur l'état de cette fraude et sur sa répression, à Paris et dans quelques villes de province.

Ce sont les résultats de cette enquête que je viens vous présenter aujourd'hui.

Un rapport lu en séance doit être aussi bref que faire se peut ; je ne pourrai donc ici que vous exposer les faits principaux et d'une façon sommaire, tout en m'efforçant de rendre ce rapport aussi complet que possible.

M. LE SECRÉTAIRE PERPÉTUEL, à la séance d'avril, nous a donné lecture de la lettre circulaire adressée par le Bureau de la Société à un certain nombre de Municipalités (1).

Quarante-deux réponses nous sont parvenues, soit un peu

---

(1) Les cinq questions qui leur étaient posées étaient les suivantes :

« 1° Quelles sont les races de vaches laitières les plus employées par les nourrisseurs de votre région ? (A défaut de renseignements précis, prière de nous dire si les vaches employées sont à grand ou à faible rendement de lait.)

» 2° Y rencontre-t-on une forte proportion de vaches de race hollandaise ?

» 3° La tuberculose est-elle signalée fréquemment parmi les vaches moins du tiers des circulaires envoyées, mais plusieurs d'entre elles sont fort intéressantes. Je dois vous faire remarquer que les villes des régions envoyant à Paris le lait de sa consommation journalière ne nous en ont envoyé que *cinq. (Plus de la moitié des lettres leur avaient été adressées.)*

J'ai également reçu des documents fort intéressants, en dehors de cette enquête près des Municipalités, et je dois citer plus particulièrement ceux qu'ont bien voulu m'adresser, ou me communiquer, M. le Dr MAGNIER DE LA SOURCE, l'expert chimiste dont le nom fait à juste titre autorité près le tribunal de la Seine; M. COREIL, le savant directeur du Laboratoire municipal de Toulon; et nos distingués collègues de la Société, M. Ferdinand JEAN et M. BAUDRAN, de Beauvais.

Enfin, j'ai pu compléter et contrôler mes renseignements auprès de certains laitiers, et je dois reconnaître de suite que si les fraudeurs sont nombreux, très nombreux même, dans cette profession, tous les laitiers ne sont pas des fraudeurs; et qu'un certain nombre qui entendent exercer loyalement leur commerce et leur industrie sont les premiers à souffrir de la concurrence pratiquée par leurs collègues déloyaux.

Permettez-moi de remercier, tant au nom de la *Société française d'Hygiène* qu'en mon nom personnel, tous ceux qui ont bien voulu m'apporter leur concours à la tâche que vous m'avez confiée, et de féliciter notre excellent collègue, M. Féret, d'avoir — *si bien à son heure* — soulevé cette importante question d'hygiène publique, je dirais presque *d'hygiène sociale.*

---

laitières de votre région? Les vétérinaires ont-ils constaté qu'elle sévissait plutôt chez certaines races que chez certaines autres?

4° Quelle est la teneur moyenne en beurre, par litre, des laits de consommation courante?

5° Quelles sont les mesures prises par votre Municipalité pour réprimer la fraude du lait par écrémage, et sur quelles données basez-vous les poursuites exercées contre les vendeurs de laits ainsi falsifiés? »

I

Notre enquête, Messieurs, avait un double but : nous procurer, d'une part, des renseignements précis sur les causes, l'importance, les modalités et les conséquences de cette fraude; et, d'autre part, de rechercher un remède simple et pratique pour la combattre et l'enrayer.

Malheureusement, sur ce dernier point, cette longue étude m'a apporté la preuve que, si la fraude du lait par écrémage est *générale* en France, elle a encore de beaux jours devant elle; et que c'est auprès du monde *judiciaire* et du monde *gouvernemental,* que sa répression trouvera les plus grands obstacles à surmonter.

Certes, tout le monde se vante — magistrats et gouvernement plus que les autres — de vouloir réprimer la falsification partout où elle se trouve, mais là intervient tout d'abord une question d'interprétation.

L'écrémage du lait est-il une falsification?

— Non, venaient affirmer, il y a quelque dix ans, aux tribunaux de la Seine, certains *gros* laitiers et grands propriétaires; l'écrémage est une pratique d'abord coutumière, puis, ensuite, parfaitement licite. Qu'est-ce que le lait? disaient-ils, sinon de l'*eau* contenant en dissolution, ou en suspension, certains éléments : beurre, sucre et matières azotées constituant l'*extrait.*

« La falsification, d'après Littré, consiste en une adultération volontaire des substances alimentaires, des vins, des alcools, des substances médicamenteuses, par leur *mélange* avec des substances inertes ou de qualité inférieure. »

Or, enlever au lait une partie de son beurre, ce n'est pas ajouter de corps étranger inerte ou de moindre valeur, donc ce n'est pas une falsification.

— Si pourtant on vendait à un de ces laitiers du thé ou du café préalablement épuisé de son principe actif ou de son principe aromatique, ou du vin dépouillé de son alcool, ou du chocolat privé de son beurre, nul doute qu'il ne considérât son vendeur comme un fraudeur, et le produit vendu comme bel et bien falsifié (1).

Au reste, le tribunal de la Seine et nombre de tribunaux correctionnels de province ont fait et font bonne justice de cette singulière prétention des laitiers au droit à l'écrémage ; et la jurisprudence considère habituellement comme falsification des denrées alimentaires toute *addition* ou *soustraction* ou *mélange* frauduleux tendant à détériorer

---

(1) L'écrémage du lait, d'ailleurs, n'est pas autre chose, en fait, qu'une addition d'eau, qu'un mouillage.

Le lait est bien constitué, comme le disent les laitiers, par de l'eau et de l'extrait. Mais qu'est-ce qui donne au lait sa valeur alimentaire et sa valeur commerciale ?

Est-ce l'eau ? Est-ce l'extrait ?

La réponse n'est pas douteuse.

Le lait est donc une matière alimentaire composée de beurre, de sucre et de matières azotées, *l'extrait*, tenu en dissolution ou en suspension dans un véhicule inerte, *l'eau*.

Pour mieux fixer les idées, prenons un exemple :

M. Fery a trouvé comme composition moyenne du lait des vaches (de race hollandaise) de l'hospice des Enfants assistés, les chiffres suivants :

$$\text{Densité à} + 15°. \ldots \ldots \ldots \quad 1033,40$$

Matières fixes (Extrait)	$11^{gr},93$ °/₀
Matières minérales (Cendres)	$0^{gr},58$ °/₀
Beurre	$3^{gr},29$ °/₀
Lactine	$5^{gr},05$ °/₀
Caséine	$2^{gr},72$ °/₀
Eau.	$88^{gr},07$ °/₀

Ce lait peut donc être considéré comme constitué par $11^{gr},93$ d'extrait (calculé à l'état sec) dilué dans $88^{gr},07$ d'eau ; soit la matière alimentaire du lait dilué dans 7,38 parties d'eau.

Si on lui enlève une partie du beurre, 2 0/0 par exemple, nous n'aurons plus que $9^{gr},93$ de matière alimentaire sèche diluée toujours dans les $88^{gr},07$ d'eau ; c'est-à-dire que la matière alimentaire du lait sera maintenant diluée dans 8,86 parties d'eau. Elle aura donc été, en fait, additionnée d'eau.

La seule différence entre le mouillage direct et l'écrémage est que la dilution porte dans le premier cas sur toutes les parties constitutives de l'extrait ; et que, dans l'écrémage, le beurre seul est atteint.

D'autre part, comme je le disais à la séance de mars, l'écrémage entraîne souvent le mouillage. Si l'on écrémait comme je viens de le dire le lait précité, la densité, de 1033,40 qu'elle était, deviendrait plus considérable, et l'écrémage manifeste. Force serait donc à l'écrémeur, pour masquer la première opération, d'ajouter de l'eau pour ramener la densité à un chiffre normal.

la substance *annoncée*; et, soit que cette opération porte
sur la nature ou sur la *qualité* de cette substance, elle
constitue le délit prévu par la loi de 1851.

Seulement les fraudeurs, gens malins autant que peu
scrupuleux, ne se sont pas tenus pour battus: Ils imaginèrent ce qu'on a appelé le *mouillage avant la traite*.

Les vaches, à quelque race qu'elles appartiennent,
émettent, *par 24 heures*, une quantité de *matières extrac-
tives* qui peut être variable, mais qui est loin d'être pro-
portionnelle au volume du lait qu'elles fournissent dans ce
laps de temps. Aussi une vache qui donne 5 à 6 litres de
lait par jour aura-t-elle un lait beaucoup plus riche en
extrait et en beurre que ne le sera le lait fourni par une
autre vache donnant, dans le même temps, 10 à 15 litres.

La superlactation revient donc, en somme, à faire pro-
duire à la vache, par la sécrétion lactée, le plus d'*eau*
possible. Les laitiers s'ingénièrent à obtenir ce résultat et
ils y sont arrivés par le choix de certaines races, la stabulation permanente à l'abri de l'air froid et sec; par une
alimentation spéciale et la qualité des aliments; par le
choix de la boisson, sa température et la fréquence de son
administration, etc., etc.

Il est vrai que le lait, au fur et à mesure des *progrès*
réalisés dans cet *art* par ces industriels, devenait de moins
en moins bon; mais comme le prix de cette denrée restait
à peu près invariable, les bénéfices s'accrurent *aux dépens
de la santé des consommateurs*, et *au détriment aussi de la
santé des vaches laitières*.

Les journaux agricoles et de laiterie relatent à tout
instant les inconvénients parfois très graves de certains
aliments qui poussent au lait. La stabulation permanente
dans un air confiné, humide et chaud, et souillé, en outre,
de l'acide carbonique de la respiration, par les émanations
auxquelles donnent naissance la fermentation des fumiers
et la stagnation des purins, les mettent dans des conditions
hygiéniques déplorables. D'autre part, la lactation prolon-

gée est un état absolument anormal et pathologique : c'est pour nourrir son veau que la vache, comme toutes les femelles de mammifères, a du lait, et elle n'est pas faite pour rester inconsidérément à l'état de vache laitière ; aussi la lactation prolongée finit-elle, et assez rapidement, par l'épuiser.

On ne saurait donc s'étonner, dans ces conditions, qu'un fléau autrefois plus rare se soit développé avec plus de fréquence parmi elles : je veux parler de la TUBERCULOSE, et c'est ainsi que le lait est devenu, et tend à devenir de plus en plus, un facteur important de la mortalité non seulement *bovine* (1), mais encore *humaine* (2).

Si la question de *Race* ne paraît pas être un élément

---

(1) Un grand nombre de vétérinaires, dans les rapports qu'ils ont adressés à leurs Municipalités à propos de notre enquête, réclament que l'épreuve de la tuberculine soit rendue gratuite et obligatoire pour toutes les vaches laitières, avec défense aux laitiers de mettre en vente le lait des animaux ayant réagi.

A *Nancy*, depuis que les nourrisseurs n'achètent plus que des vaches yant subi l'épreuve, la proportion de tuberculose constatée chez les vaches est devenue insignifiante.

Même fait à *Cambrai* et à *Sedan*, mais pour une autre cause : dans ces deux villes, on n'emploie comme vaches laitières que des vaches JEUNES, ou qu'on ne garde qu'un an en lactation, et qu'on envoie ensuite à l'engraissage. A Cambrai, ils ont renoncé à la race hollandaise en faveur de la flamande.

A *Bone* (Algérie), les vétérinaires ne trouvent pas de tuberculose chez les vaches importées parce que les nourrisseurs font venir des vaches pleines ou fraîches de lait, et les renvoient en France dès qu'elles n'en donnent plus.

Valence nous fournit la contre-partie de ce qui précède.

On n'y emploie pas de vaches à grand rendement, mais des vaches d'un âge avancé que les nourrisseurs choisissent de préférence pourvu qu'elles soient rustiques et sobres. La tuberculose y est fréquente parce que les bêtes vieilles sont épuisées par une lactation prolongée. Les races de montagne, cependant, paraissent réfractaires à la maladie.

(2) La contagion se fait par les voies digestives et atteint principalement les enfants, mais elle peut se transmettre aussi d'une autre manière. M. POURQUIER, vétérinaire sanitaire de Montpellier, a constaté depuis longtemps que dans les étables mal tenues où la tuberculose sévit, les vachers qui soignent ces animaux sont fréquemment atteints de cette affection.

M. le Dr BLAISE, ancien directeur du Bureau d'Hygiène de cette ville, confirme cette observation.

direct de développement de cette maladie, elle joue cependant un rôle indirect indéniable, comme nous le font remarquer un certain nombre de vétérinaires et, entre autres, notre collègue de la Société, M. Dejardin, maire de Chaumont-Porcien (Ardennes).

« L'épuisement, dit-il, agit comme une cause prédisposante de la phtisie. Or, la lactation intense est une cause d'épuisement de l'organisme, surtout si la nourriture n'est pas réparatrice à un degré suffisant. Il est facile de comprendre, dans ces conditions, qu'une race grande laitière est plus exposée à subir les effets de la contagion. »

Dans la région où réside notre collègue, il y a quelques races croisées, mais surtout des hollandaises. A la longue, cette dernière finira par supplanter toutes les autres et même la race autochtone, si on continue son importation dans les mêmes conditions.

« La tuberculose y existe sur une vaste échelle et on peut même dire que, tôt ou tard, c'est la destinée générale. Il est peu de vieilles vaches qui ne le soient vers huit ou dix ans. Il est même des étables entières où le mal n'a épargné aucun sujet, jeune ou vieux. »

Mais tout cela importe peu aux laitiers-nourrisseurs, et les races autochtones, bien ailleurs que dans les Ardennes, cèdent de plus en plus le pas aux races grandes laitières comme les hollandaises. C'est que, si leur lait est moins bon, elles en donnent beaucoup plus (1).

---

(1) Dans leur *Rapport sur les falsifications du lait devant les tribunaux* (1888-1890), MM. Magnier de la Source, L'Hote et Ch. Ginard commis par le parquet pour étudier ces falsifications, ont pu, avec raison, conclure en ces termes :

« La conclusion est que certaines races de vaches, et plus particulièrement la race hollandaise, sous l'influence d'un régime approprié, peuvent donner un rendement *presque double* du rendement normal, en lait nécessairement *plus pauvre en extrait et en beurre* que le lait des vaches soumises au régime ordinaire; en d'autres termes, on peut créer une *polylactie* de toutes pièces.

Il est à remarquer que le lait des vaches soumises à l'alimentation exagérée par les drèches ou les tourteaux, a un goût désagréable et est difficilement accepté par les enfants, ce réactif par excellence du

Non seulement les laitiers mouillent ainsi leur lait avant la traite, en provoquant cette polylactie artificielle, mais encore ils écrèment en partie le lait une fois trait.

Cette falsification se fait PARTOUT *en France et principalement dans les régions où se pratique la fabrication du beurre.* Dans les pays, comme *Agen*, par exemple, où l'on ne fait pas de beurre, cette fraude est moins sensible, mais elle y existe tout de même, comme a pu le constater l'expert chimiste de cette ville, M. SENTINI. C'est sous forme et sous le nom de *Crème* que le produit retiré par fraude est mis en vente.

Notre enquête est absolument affirmative à cet égard, et je vous montrerai dans un moment l'importance de cette fraude et toutes ses modalités.

Le directeur du Laboratoire municipal de Paris, ayant commis l'énorme faute de publier, *urbi et orbi*, ses procédés d'analyse, ses moyennes et ses minima, basés sur la composition moyenne des laits de consommation courante à Paris, c'est-à-dire ces laits déjà additionnés d'eau *a priori* dans le sein de la vache (complice inconsciente et victime de cette fraude originale), les industriels surent alors à quel point ils pouvaient encore écrémer ce lait pour amener sa teneur en beurre au minimum sans encourir les foudres judiciaires, et les laits de consommation courante livrés à Paris devinrent aussi mauvais que possible, c'est-à-dire qu'ils le pouvaient... *légalement.*

---

bon lait. Si l'on pense que la consommation parisienne est de **350** à **400.000** litres de lait par jour, dont plus de la moitié est la nourriture des enfants et des vieillards, on conviendra que l'obligation de leur fournir un aliment réellement réparateur et non pas insuffisant (que cette insuffisance soit due au mouillage direct ou au mouillage avant la traite, c'est-à-dire par le fait de l'alimentation); que cette obligation incombe de fait à la société, sous peine d'avoir un jour à garnir ses hôpitaux des enfants mal nourris devenus *tuberculeux* adultes; et l'on ne peut prétendre que ce soit une atteinte à la liberté commerciale, car cette liberté n'est respectable que si elle ne porte pas atteinte à l'intérêt général. »

Mais ce ne fut pas tout, et les laitiers ne s'arrêtèrent pas en si bon chemin.

Pour pouvoir retirer plus de beurre, ils imaginèrent d'augmenter, toujours dans le sein de la vache (laboratoire fort docile) la proportion de matières grasses du lait, en nourrissant les animaux avec des tourteaux de graines oléagineuses dont la vache s'assimile l'huile végétale qui vient augmenter, dans le lait, la quantité de matière grasse entrant dans sa composition ; cela, bien entendu, toujours aux dépens de la *qualité* de cette matière grasse. Certains mêmes de ces tourteaux, ceux de coton, pourraient bien, comme vient de l'indiquer récemment M. Cornevin, professeur à l'école vétérinaire de Lyon, n'être pas sans danger pour la santé de l'animal (et probablement aussi du consommateur).

Depuis quelques années, les laitiers ont même trouvé le moyen de frauder le lait après la traite par addition de graisse animale. Au moyen d'appareils fort ingénieux appelés *émulseurs*, on émulsionne le lait avec de la graisse qui est ainsi vendue sous le nom de beurre. « Ces appareils produisent 300 kilogrammes de crème artificielle à l'heure, laquelle crème est mélangée ensuite au lait à enrichir. »

Cela permet de comprendre l'acharnement mis par certaines Sociétés laitières à faire voter la loi contre la margarine qui leur faisait concurrence !

Voilà, Messieurs, le rapide aperçu de ce qu'est devenue l'industrie laitière telle que la comprennent, et la pratiquent, un grand nombre de ces industriels, et voilà ce qu'est le lait qu'ils font boire aux malades et aux enfants. Vous voudrez bien remarquer que les laits dont je vous ai parlé sont encore ceux qui atteignent la limite exigée par le laboratoire ; et qui, s'ils ne sont pas précisément *loyaux*, sont regardés pourtant comme *marchands*.

Il me reste à vous montrer l'importance de la fraude, et à vous décrire les manipulations pratiques au moyen desquelles on y arrive ; mais, auparavant, permettez-

moi de reprendre mon point d'interrogation du début :
L'écrémage est-il une falsification?

— Oui, a répondu le législateur par les ordonnances de
1701 et de 1742. — Oui, n'ont cessé d'affirmer hautement
tous les Conseils d'hygiène et notamment la Commission
spéciale chargée par le Préfet de Police, en 1857, d'étudier la question et dont vous vous rappelez la conclusion,
que je vous ai citée à la séance de mars : « Le lait écrémé
et dépouillé ainsi d'une partie du beurre qu'il contient
naturellement doit continuer à être considéré comme du
lait falsifié, et comme tel, exclu du commerce loyal. » —
Oui, répond la Cour de Cassation dans ses arrêts du 13 no-
vembre 1856 et 15 mai 1857 : « Il n'y a pas de doute que
l'*Ecrémage*, constituant le fait d'extraire d'une substance
qu'on doit vendre pure, un des principes qui le font
rechercher, constitue la *falsification*. » — Oui, proclame
le Laboratoire municipal de Paris et tous les Laboratoires
municipaux de France ; et je vous rappelle que M. Girard,
après avoir, dans ses *Documents*, montré les dangers de
cette fraude au point de vue de la santé publique, conclut
que : « Celui qui vend comme du lait pur un lait simple-
ment écrémé, tombe sous le coup de l'article 423 du Code
pénal et de la loi des 27 mars-1er avril 1851. » — Oui,
répondent à l'unanimité le monde médical et le monde
des hygiénistes, tous ceux en un mot qui n'ont d'autre
guide dans la question que le souci de la santé publique.
— Oui, déclare enfin la *Chambre syndicale des laitiers-
nourrisseurs* elle-même. Dans le numéro de mai 1897 du
Journal agricole, son organe officiel, cette Chambre syndicale demande que le prix du lait soit désormais basé sur
sa teneur en matière grasse (c'est la réglementation actuelle
instituée à Bordeaux par M. Peytoureau) (1) ; en un mot,
que le lait soit vendu et dénommé de deux façons :

---

(1) Voir *Journal d'Hygiène* du 25 mars 1897.

1° Lait pur non écrémé;

2° Lait pur écrémé.

Le *Journal agricole* ajoute « que cette simple mesure réprimerait la fraude et que non seulement le consommateur et le public y gagneraient, mais qu'elle protégerait en même temps les travailleurs qui vendent du bon lait souvent sans bénéfices, car ils ne peuvent soutenir la concurrence du lait écrémé ».

Cette phrase montre assez l'importance de la vente dudit lait écrémé.

Vous voyez, Messieurs, qu'à part les *gros propriétaires* (et encore il y a des exceptions) et les *grandes Compagnies laitières*, tout le monde est d'accord pour considérer l'écrémage comme une falsification et comme une fraude, et pour en demander la réglementation ou la répression.

Comment se fait-il alors que nombre de Municipalités — elles sont peut-être les plus nombreuses — n'ont pris jusqu'ici aucune mesure pour réprimer cette fraude, ou tout au moins la réglementer.

« *Cette fraude se fait pourtant*, nous écrit le maire de l'une d'elles, celui de Limoges, *sur une assez grande échelle, par le mélange de la traite du matin avec la traite écrémée de la veille.* »

Certains maires semblent même trouver cette pratique utile... pour le consommateur.

« La municipalité, écrit le maire de Chalon-sur-Saône, n'a pris aucune mesure pour réprimer l'écrémage. Il est d'usage dans nos contrées d'écrémer le matin le lait tiré la veille, ATTENDU QUE, *par les globules formés par la crème, on pourrait supposer que le lait est* TOURNÉ. » Je m'en voudrais d'ajouter le moindre commentaire !

Comment se fait-il surtout qu'un certain nombre de parquets de province se refusent à poursuivre l'écrémage et classent, sans les déférer aux tribunaux, les procès-verbaux dressés pour cette fraude par les agents de la police sanitaire?

La loi —*cette loi que nul pourtant n'est censé ignorer* — n'est-elle donc pas UNE, en France?

L'écrémage non avoué est une fraude, c'est-à-dire un délit prévu et puni par la loi, à Paris, à Bordeaux, à Grenoble, à la Rochelle, à Lorient, à Clermont-Ferrand, à Cambrai, au Puy, à Belfort, à Tours, à Dijon, à Bar-le-Duc, à Châteauroux, à Amiens, à Nantes, à Sedan, au Mans, à Toulon, à Saint-Nazaire, à Corbeil, à la Ciotat, à la Seyne, à Beauvais, à Valence, etc., comme nous l'apprend notre enquête; dans des villes appartenant, comme vous le voyez, à tous les points de la France.

Comment se fait-il que cette même pratique soit considérée comme licite et légale dans d'autres villes, comme Angers, Nancy, Montpellier.... où les parquets se refusent à poursuivre, ou les tribunaux à condamner?

« *On obtient difficilement*, écrit le maire d'Angers, *la répression des fraudes du lait soit par addition d'eau, soit par soustraction de la crème*, ce qui fait que les inspecteurs, voyant leurs peines sans effet, renoncent à inspecter les laits avec zèle. »

Le maire de Nancy fait une réponse analogue.

« *Le tribunal correctionnel*, écrit également dans son rapport le directeur du Laboratoire municipal de Montpellier, *est chargé de réprimer la fraude; mais, depuis quelque temps, il ne considère pas l'écrémage comme constituant une opération illicite, et ne poursuit pas les laitiers qui écrèment le lait.* »

Voilà pour les Municipalités éloignées de Paris. Pour les autres, nous ne saurions préjuger, vu l'absence de réponse des maires. Je puis pourtant vous citer un cas analogue qui s'est passé à Melun.

Un laitier important des environs s'étant aperçu que deux de ses fermiers écrémaient le lait qu'ils apportaient à son dépôt, porta plainte contre eux au parquet de Melun qui refusa de poursuivre. L'écrémage était une opération trop générale pour ne pas être considérée comme légale.

Vous pensez que cette décision n'a pas dû précisément améliorer la qualité des laits vendus dans cette région !

Le Gouvernement actuel, dans sa sympathie bien connue pour l'agriculture, paraît partisan du laisser-faire et du protectionnisme, au profit des gros propriétaires, nourrisseurs et laitiers... et aux dépens des autres.

Vous en jugerez par cet extrait de la lettre de la munipalité de Lyon.

Voici ce que nous écrit M. FONTAINE, adjoint au maire :

« *Préoccupé de réprimer la fraude du lait par écrémage,* TRÈS IMPORTANTE A LYON, *j'avais préparé un arrêté, le 18 juillet dernier, pour réglementer la vente du lait écrémé dans notre ville. Mais, pressenti sur la question de légalité de cet arrêté,* M. le Ministre de l'Agriculture et du Commerce *a fait connaître que le caractère* ILLÉGAL *de ladite mesure ne lui paraissait pas douteux; car elle portait,* d'après lui, *gravement atteinte à la* LIBERTÉ COMMERCIALE. »

Nous allons étudier maintenant en quoi consiste cette *liberté*; mais auparavant j'appellerai votre attention sur les bénéfices que laisse (outre la vente du beurre retiré par fraude) la seule consommation du lait à Paris et dans le département de la Seine.

J'en emprunte les chiffres à la communication récente (14 avril) faite à la *Société nationale d'Agriculture,* par M. Paul VINCEY.

La consommation parisienne est annuellement de *deux cent neuf millions* de litres de lait.

Ce lait est fourni par la province, par la banlieue, et par les cinq mille neuf cents vaches des étables parisiennes.

Comme prix de vente par le producteur, il varie de 7 1/2 à 20 centimes, ce qui représente un produit agricole de près de 30 millions par an.

Revendu à Paris, ce lait donne un total de 54 millions de francs, et le prix de vente varie de 20 centimes à 60. Nous excluons à dessein le lait vendu jusqu'à un franc le litre.

On estime que sur les 209 millions de litres, 135 millions sont vendus à 20 centimes, 43 à 30 centimes, 21 à 40 centimes, et 10 millions à 60 centimes.

En dehors de la production des cinq mille neuf cents vaches de Paris et des vingt-trois mille du département de la Seine, le lait arrive à Paris dans la proportion suivante :

Pour 43 0/0 par l'Ouest, pour 17 0/0 par le Nord, pour 15 0/0 par le P.-L.-M., pour 14 0/0 par l'Est, pour 10 0/0 par l'Orléans, et pour 1 0/0 par l'État.

D'après M. LABRO (*Journal agricole*, septembre 1896), il était arrivé à Paris, en 1895, par chemin de fer, les quantités suivantes de lait produites en dehors du département de la Seine :

État	733.280
Est	19.224.325
Nord	27.925.000
Orléans . .	21.420.565
P.-L.-M. . .	25.291.245
Ouest	76.920.505

Soit un total général de . 171.514.920 litres de lait livré le lendemain de sa production et représentant une valeur totale de 50 millions de francs.

II

LE LAIT DES PARISIENS. — COMMENT ON LE FABRIQUE

Je vous ai présenté, Messieurs, aussi sommairement que je l'ai pu, les renseignements que m'a fournis l'enquête auprès des Municipalités. L'absence — *facile à expliquer d'ailleurs* — de réponses des maires de villes fournissant à Paris le lait de sa consommation, ne me permettant pas de vous dire comment les choses s'y passent, j'ai dû y suppléer par des renseignements officiels ou confidentiels grâce auxquels il va m'être possible, pour compléter l'étude dont vous m'avez chargé, de vous dire ce qu'est le lait qu'on fait boire aux Parisiens, et comment on le *fabrique*.

Un premier document intéressant m'a été fourni par le remarquable travail du Dr Quesneville (1).

Voici, résumée, la partie de cette étude qui nous intéresse ici. Il décrit comment on opère dans deux dépôts appartenant à la *Société des fermiers réunis*.

« Le lait qui arrive le matin des fermes est porté dans un *mélangeur*, et ensuite dans une machine à vapeur appelée *turbine*. On retire environ 500 grammes de beurre par 20 litres de lait; et ce lait dénaturé est *bouilli* au bain-marie, pour être mélangé à la traite du soir. Cette turbine est au dépôt d'Hénonville, canton de Méru (Oise), puis le lait écrémé est expédié pour le mélange avec la traite du soir au dépôt de Cormeilles-en-Vexin (Seine-et-Oise).

» Autrefois, les ouvrages racontaient gravement qu'on faisait chauffer le lait pour le conserver jusqu'au soir avec la deuxième traite. Ils oubliaient seulement de dire que le lait du matin était débarrassé préalablement de la plus grande partie de sa crème.

» Pourquoi ces industriels chauffent-ils le lait écrémé? C'est que ce lait sans beurre *n'a plus l'aspect du lait*. C'est un liquide légèrement jaunâtre, transparent sous une faible épaisseur et ressemblant au petit-lait. *Mais, soumis à la chaleur du bain-marie, il reprend rapidement l'*APPARENCE *du lait et la* CONSERVE.

» Un règlement de police devrait interdire d'une façon absolue l'emploi de la chaleur pour la conservation du lait du matin, chez les fermiers qui font le commerce de gros; car cette ébullition n'a qu'un but, c'est de cacher une fraude importante : laits du matin plus ou moins écrémés, petits-laits de toute espèce additionnés de bicarbonate de

---

(1) *Moniteur scientifique*, juin 1884.

soude. L'ébullition, c'est l'éponge passée sur toutes ces fraudes.

» Les grands établissements publics devraient spécifier dans leurs cahiers des charges que le lait moyen livré aura été conservé par l'intermédiaire de la glace, produit tout à fait industriel aujourd'hui, et n'aura pas subi dans aucune de ses parties l'action de la chaleur. La conservation par la glace permettrait d'interdire toute addition de bicarbonate de soude. »

Le rapport officiel fait sur ordonnance du président de la 8e chambre du Tribunal de la Seine, par MM. MAGNIER DE LA SOURCE, L'HOTE et GIRARD, constate et dénonce les mêmes pratiques : « A la ferme, le lait est rarement falsifié; mais, en passant par le dépôt, il est soumis le plus souvent à des opérations mécaniques qui détruisent les rapports qu'on observe toujours entre les différents éléments du lait pur. »

Depuis quelques années, les laitiers en gros ont un peu modifié leur manière de faire.

Voici en quelques mots comment, d'une façon presque générale, se pratique actuellement l'industrie du lait.

Le lait des fermes arrivant au dépôt est passé au mélangeur, puis porté à la température de 30° (Ce premier chauffage a pour but de rendre la crème plus cohérente, ce qui facilite l'écrémage.) On écrème alors à la turbine, puis on met le lait à refroidir.

Le lait écrémé est ensuite introduit dans des appareils dits *Pasteuriseurs*, où un courant de vapeur d'eau l'amène à une température de 70°.

Cette opération n'a pas pour but, *comme on le croit généralement*, de détruire les germes que le lait peut contenir, mais, ainsi que l'indiquait le Dr QUESNEVILLE dans le travail que je vous ai cité, de *redonner* à ce lait dénaturé *l'apparence* du bon lait.

L'ancien chauffage au bain-marie avait un inconvénient, c'est qu'une partie de l'extrait se déposait contre les parois du récipient (le rapport de MM. Magnier de la Source, L'Hote et Girard est très intéressant à cet égard). Le chauffage à 70° produit les mêmes effets utiles... pour le laitier, et évite cet inconvénient.

Je vous ai déjà dit, Messieurs, que les fraudeurs étaient des gens très malins et très habiles. Ils ont su, entre autres, pour capter la confiance du public, admirablement exploiter les découvertes de la bactériologie et s'en faire un bouclier.

Le chauffage du lait au bain-marie, dans le but que vous connaissez, produit, *pour le public*, du lait « stérilisé »; chauffé à 70°, le lait est « pasteurisé » (1). Un autre fait du même ordre d'idées est celui que nous rapportait ici même, à la séance de mars, notre excellent collègue M. le Dr Baret, qui nous montrait que l'expression « lait maternisé » était une épithète très adroite pour faire passer la marchandise qu'elle représente véritablement, c'est-à-dire du lait *largement mouillé*.

Il en est de même du lait vendu au moment de la traite et consommé à la vacherie même, et qu'on vend *plus cher*, parce que c'est du « lait vivant ».

Tout cela est très habile, très... Parisien, mais le mot vaut mieux que la chose qu'il représente.

Mais revenons à la fabrication du lait :

Le lait, ayant repris, grâce au chauffage dans les *Pasteuriseurs*, son aspect normal est... après un passage trop fréquent à l'émulseur, où on l'enrichit en *beurre* avec de la *graisse*, additionné le plus souvent, surtout en

---

(1) On donne encore, et d'une façon plus rationnelle, le nom de *laits pasteurisés*, à des laits qui, enfermés dans des vases munis d'un bouchon spécial, sont portés à 70° dans une étuve, et vendus au client dans ces mêmes vases; mais même encore avec cette dernière manière de faire, ces laits sont loin d'être exempts de germes et ne se gardent généralement pas plus de vingt-quatre heures.

été, de bicarbonate de soude, de formol, d'acide borique
ou de borates, de fluorures ou de ces nombreux sels de
conserve dont on lit les propriétés étonnantes sur la cou-
verture des journaux spéciaux; puis cela fait, on mélange
cette mixture à une quantité de lait pur non écrémé suffi-
sante pour que le Laboratoire municipal... s'en contente (1),
et le voilà prêt à être livré au crémier chargé de le débi-
ter au client.

Quant au lait des *Vacheries de Paris*, voici comment
s'expriment à son sujet, dans leur rapport, MM. MAGNIER
DE LA SOURCE, L'HOTE et GIRARD :

« Depuis plusieurs années ont été installées, à Paris et
dans la banlieue, un grand nombre de vacheries qui fournissent aux Parisiens du lait *bien inférieur, comme qualité*,
au lait apporté par les chemins de fer.

» Ces vacheries sont souvent l'objet de plaintes : elles
donnent lieu à des émanations désagréables par suite de
l'enlèvement irrégulier des fumiers et de l'écoulement des
purins dans les ruisseaux. Les animaux se trouvent dans
de mauvaises conditions hygiéniques, l'espace manque et
la nourriture laisse à désirer.

» Néanmoins, cette industrie est très lucrative. Beaucoup de valétudinaires prennent le lait chaud à la tasse au
moment de la traite et le paient plus cher que le lait froid.
Ce lait « *encore vivant* » est donné aux enfants. »

Le meilleur lait que fournissent ces vacheries, me disait
un laitier, est celui qu'elles livrent en pots cachetés à leurs
clients en hiver; car, à cette époque, leurs vaches ne leur
fournissent qu'une quantité de lait insuffisante pour leur

---

(1) Là encore, l'ingéniosité des constructeurs a été largement mise à
profit par la fraude ; et ce mélange qui, fait par *à peu près*, pourrait
faire conclure à la falsification, s'opère avec une méthode... tout à fait
scientifique. A côté des méthodes de laboratoire permettant de doser la
matière grasse dans le lait, ont été créés nombre d'autres appareils
destinés, eux, à la pratique industrielle : *Lactocrite, Colibri* ou appareil
de *Lindstrom*, contrôleur *Babcock*, Acido-butyromètre *Gerber*, etc., etc.

clientèle. Ils achètent alors le manquant aux laiteries et vendent ainsi 60 et 75 centimes le litre le même lait que leurs clients pourraient acheter pour 30 et 40 centimes chez le crémier d'à côté.

Messieurs, je ne pousserai pas plus avant cette étude, et je vous dirai seulement que la fraude par l'écrémage nécessite un appareillage relativement coûteux et la manipulation de grandes quantités de lait ; ce qui revient à dire que cette fraude de l'écrémage est surtout du fait des grandes Compagnies laitières, tout au moins en ce qui concerne le lait livré à Paris et dans les villes très importantes.

C'est pour cela que, dans le travail dont je vous ai parlé, le Dr Quesneville rappelait « que la Chambre syndicale des crémiers de Paris a fait observer que *toujours poursuivis*, ils sont les premières victimes des grandes Compagnies, qui s'enrichissent aux dépens de tous, *sans avoir été atteints jusqu'à présent.* »

Les petits cultivateurs incités par les constructeurs d'appareils qui en fabriquent pour eux de petits modèles à la portée des plus humbles, et ne nécessitant presque aucune force pour leur actionnement (1), commencent à imiter les grands propriétaires.

En tout cas, ce n'est pas le commerce de détail qui fait la fraude, en ce qui concerne l'écrémage et le remplacement du beurre par des graisses étrangères.

Le drôle de lait que cela nous promet pour l'avenir. Il est vrai que l'on arrive déjà à d'assez jolis résultats !

Je vous demanderai, Messieurs, pour terminer, la permission de vous citer à titre d'exemple deux laits intéres-

---

(1) Ces petites écrémeuses, dit un prospectus, dont le débit est de 75 à 150 litres à l'heure, permettent à *une jeune personne* d'écrémer cette quantité de lait en deux opérations de trois quarts d'heure par jour, sans aucune fatigue.

sants à plus d'un litre, et qui proviennent de deux analyses faites par M. le Dr Magnier de la Source.

Le premier, stérilisé dans un appareil Soxhlet, a été prélevé dans l'appareil lui-même au moment où il allait être distribué aux enfants d'une *crèche* du centre de Paris. (Ce lait provenait d'une vacherie parisienne.)

La teneur en caséine, sucre et cendres, indiquait un lait de composition moyenne, mais sa teneur en beurre était de **17^{gr},80** par litre (au lieu de la moyenne **40**).

La maison qui le fournit n'écrème pas de main morte, comme on le voit.

Le deuxième lait est tout aussi intéressant.

Voici sa composition par litre :

Densité	1030
Extrait	113^{gr},80
Caséine	30^{gr},75
Lactose	50^{gr},20
Cendres	7^{gr},50
Beurre	**25^{gr},30**

Ce lait était enfermé dans un vase plombé dont le sceau a été *vérifié parfaitement intact* par l'expert. Le plomb portait la marque J. Z. A. *(Jardin zoologique d'Acclimatation)*.

Ce lait, *qui est vendu* UN FRANC *le litre*, s'il avait été saisi par le Laboratoire municipal chez un crémier, même mis en vente au prix de 40 ou 30 centimes, aurait entraîné contre le vendeur des poursuites judiciaires.

Le Laboratoire a-t-il jamais fait de prélèvements dans une des voitures du Jardin d'Acclimatation qu'on rencontre à tout moment, apportant le lait cacheté que les employés de cette Administration vont livrer à leurs clients ? (Ces derniers sont souvent des enfants débiles ou des malades qui vont demander à cet établissement, sur la recommandation de leur médecin, un lait très cher, mais qu'ils croient de qualité tout à fait supérieure [1].)

On nous a affirmé que M. Girard n'exerce sur ce lait aucune surveillance.

Pourquoi cette différence de régime et cette inégalité de traitement?

Ce n'est pas la première fois que je me vois contraint de remarquer et même de dire que lorsqu'une fraude quelconque, fût-elle de minime importance, est du fait habituel de petits commerçants ou de petits industriels, arrivant par un travail souvent opiniâtre et acharné à joindre les deux bouts et à végéter toute leur existence, la répression de cette fraude ne se fait pas attendre.

On n'hésite pas alors à créer des postes de fonctionnaires chargés de rechercher, de surveiller et de surprendre les fraudeurs.

Les parquets n'ont aucune hésitation à faire leur devoir et les tribunaux à appliquer la loi. Les gouvernants, y compris les ministres de l'Agriculture et du Commerce, trouvent, pour stigmatiser la fraude, de vertueuses indignations.

Mais si ce sont de vastes Sociétés d'exploitation, de riches associations financières; si de grands électeurs ou

---

(1) Nous ne croyons pas, pour notre part, que cette Administration pratique l'écrémage de ses laits. Celui que l'on boit au Jardin lui-même est généralement de bonne qualité, et nous pensons qu'une partie du lait livré à la clientèle est également dans ce cas. Nous croyons plutôt que le Jardin d'Acclimatation, qui débite chaque jour une grande quantité de lait — 3.000 litres, nous a-t-on dit, — n'a pas assez de vaches pour alimenter toute sa clientèle extérieure et achète le manquant à des Sociétés laitières qui lui en fournissent de pareil à celui analysé. La direction de cette Administration nous paraît exercer une surveillance insuffisante sur le lait de ses fournisseurs; mais, en attendant, c'est toujours le public qui se trouve lésé.

de puissants élus sont à la tête de ces opérations commerciales, comme alors tout change !

De fraude, il n'est plus question ! Il n'y a plus que des habitudes commerciales légitimées par la coutume et que l'on doit défendre, parce que c'est défendre les intérêts sacrés du commerce. Toute tentative de répression est qualifiée d'atteinte à la *liberté commerciale !*

Or, ne voit-on pas chaque semaine de petits laitiers ou crémiers répondre devant le tribunal correctionnel du délit de falsification? Je ne dis pas qu'ils sont tous innocents, mais il y en a certainement qui paient pour les coupables. C'est que nombreux sont ceux auxquels des laitiers en gros ont avancé l'argent nécessaire pour ouvrir leur modeste débit, et *qu'ils tiennent ainsi dans leur main.* Le débitant est donc bien obligé de vendre le lait que son fournisseur et *créancier* lui livre chaque matin, et c'est sur lui que pleuvent les amendes, l'affichage et la prison.

Quant aux grandes Compagnies laitières, elles attendent toujours leur premier procès.

On pourrait objecter que, *depuis deux ans,* quelques condamnations sont intervenues contre les laitiers en gros. Mais ce n'est pas tout à fait exact. Les sociétés d'exploitation elles-mêmes n'ont point été atteintes, et on a rejeté la responsabilité de la fraude sur les *chefs de dépôts,* simples agents, qui l'avaient exécutée.

Est-ce bien eux qui en tiraient le bénéfice ?

On a également, pour donner satisfaction à l'opinion publique, envoyé, il y a quelques années, des inspecteurs faire des prélèvements aux dépôts. La gendarmerie de ces régions fut avisée d'avoir à accompagner les inspecteurs; mais il paraît que les laitiers en gros... furent aussi prévenus. Aussi, le jour dit, les garçons de ferme, qui avaient reçu le mot d'ordre, apportèrent-ils aux dépôts du lait très généreusement... mouillé, et les experts, dit-on, constatèrent ce fait peu banal : c'est que le lait envoyé des dépôts ce jour-là à Paris (et dont on avait prélevé des échantillons en gare) se trouvait être *plus riche en extrait et en beurre* que le lait arrivé directement des étables.

Vous voyez maintenant que j'avais quelques raisons de dire, au début de ce rapport, que la fraude du lait par écrémage avait encore, au moins à Paris, de beaux jours devant elle ; et il en sera ainsi tant que la répression de la fraude n'ira pas atteindre directement le fraudeur, LA OÙ IL EST.

CONCLUSIONS

Au cours des discussions qu'a soulevées, au sein de la *Société française d'Hygiène*, la question du lait, de son coupage, et de son écrémage en particulier, les inconvénients et les dangers de ces fraudes y ont été détaillés avec toute l'ampleur nécessaire.

Je ne puis aujourd'hui vous rappeler ces discussions que vous pourrez retrouver d'ailleurs dans les collections du *Journal d'Hygiène* (1).

Voici, cependant, quelques conclusions que j'y ai puisées.

D'après le Dr Arnould, le regretté professeur d'hygiène à la Faculté de Médecine de Lille :

« L'écrémage simple, l'écrémage avec substitution d'eau ou l'addition d'eau toute seule, sont des falsifications du lait emportant avec elles les conséquences les plus graves pour l'alimentation des consommateurs les plus habituels du lait, c'est-à-dire les ouvriers et les jeunes enfants. »

M. Arnould trouvait que la répression pénale, en vertu des lois, est un moyen préventif insuffisant, vis-à-vis des falsifications du lait. Pour lui, le moyen qui peut assurer au consommateur le liquide *tel qu'il sort du pis de la vache*, c'est « l'épreuve à l'étable, combinée avec les mesures propres à supprimer les intermédiaires commerciaux, et à garantir l'intégrité du lait pendant le trajet de la laiterie au domicile du client ».

Cela n'empêchera pas, dans l'état actuel des choses, et avec les *perfectionnements* (?) réalisés par l'industrie laitière, ce lait d'être additionné avant la traite, d'eau d'une part et

---

(1) Voir, en particulier, le vol. V (année 1880), pp. 46, 79, 81, 115, 117, 118, 129, 138, 155, 193, 307.

d'huiles végétales d'autre part, apportées par l'alimentation des vaches.

A la même époque, le Dr Joannès Grangé venait, au sein de notre Société, montrer qu'en coupant le lait comme on le fait habituellement et par routine, les enfants sont presque toujours voués à une mort certaine, à la mort par inanition ; et il rappelait, à l'appui de sa thèse, que le Pr Grisolle avait observé, dans son service des nouveau-nés, que les enfants nouveau-nés nourris avec le *lait pur du commerce de Paris* mouraient avec tous les symptômes de l'inanition, et qu'il arrêta cette mortalité en donnant un lait d'origine certaine et de pureté garantie.

C'était également l'opinion que M. le Dr Harkin avait exprimée dans son mémoire sur *le lait destiné aux enfants en bas âge.*

Le coupage du lait n'est donc pas sans dangers sérieux, non plus que l'écrémage, et ce n'est pas en remplaçant le beurre enlevé, par des huiles végétales introduites par l'alimentation des vaches, ou des graisses animales ajoutées après la traite au moyen des émulseurs, qu'on le rendra plus apte à la nutrition des enfants et des malades.

Je vous ai montré aussi, par les documents de l'enquête, que cette *polylactie* anormale provoquée chez les vaches laitières, était une cause de la tuberculisation fréquente de ces animaux, et un facteur de la propagation de cette maladie pour ceux qui consomment ce lait morbide et malsain. Or, coupage du lait, écrémage, addition de matières grasses étrangères, sont trois fraudes liées entre elles par des rapports presque constants, se complétant et se dissimulant les unes par les autres, et ce sont bien là, malgré l'avis du ministre du Commerce, de certains parquets et de certains tribunaux, de véritables fraudes au sens juridique du mot.

Aussi, ai-je l'honneur de vous proposer, Messieurs, les quatre conclusions suivantes qui découlent des documents de notre enquête :

« 1° L'*écrémage du lait* constitue le délit de falsification de produits alimentaires, prévu et puni par l'article 423 du Code pénal et la loi des 27 mars-1er avril 1851 ; jurisprudence qui est d'ailleurs en vigueur à Paris et dans un certain nombre de villes de province.

» 2° La *Société française d'Hygiène* émet le vœu que les vétérinaires, inspecteurs sanitaires, soient invités et mis en mesure de faire de fréquentes visites dans les fermes et les vacheries ; que toute vache laitière soit *gratuitement* et *obligatoirement* soumise à l'épreuve de la tuberculine ; que le lait de tout animal ayant réagi à cette épreuve ou trouvé malade, soit *proscrit* de l'alimentation ; qu'il soit fait enfin aux contrevenants une rigoureuse application de la loi de 1851, en ce qui concerne la vente des substances alimentaires gâtées ou *nuisibles*.

» 3° La *Société française d'Hygiène* appelle l'attention de l'Administration sur les manipulations auxquelles sont soumis les laits et sur les dangers qu'elles font courir à la santé publique, dangers d'autant plus grands que ces produits s'adressent ou peuvent s'adresser à des enfants et à des valétudinaires.

» 4° Elle félicite enfin les Municipalités qui, comme celle de Bordeaux, ont pris l'initiative d'une réglementation de la fraude du lait par écrémage, et émet le vœu que cet exemple se généralise parmi les autres Municipalités. »

J. BRUHAT,
Expert chimiste,
Secrétaire
de la Société française d'Hygiène.

Extrait du Procès-verbal
de la Séance du 11 Juin 1897.

Les conclusions du rapport de M. Bruhat *sont adoptées à l'unanimité.*

La Société française d'Hygiène remercie les Municipalités qui ont envoyé une réponse au questionnaire et tous ceux qui ont apporté leur concours à l'enquête.

La Société décide de publier tout d'abord le rapport *in extenso* dans le *Journal d'Hygiène*, puis d'en faire un tirage à part, en brochure.

Le Secrétaire de la séance,

Dr A. Charlier.

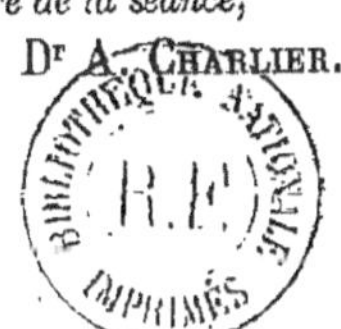

Vu :

Lo Président,

E. Cacheux.

IMPRIMERIE CENTRALE DES CHEMINS DE FER.

IMPRIMERIE CHAIX, RUE BERGÈRE, 20, PARIS. — 25508-12-97. — (Encre Lorilleux).

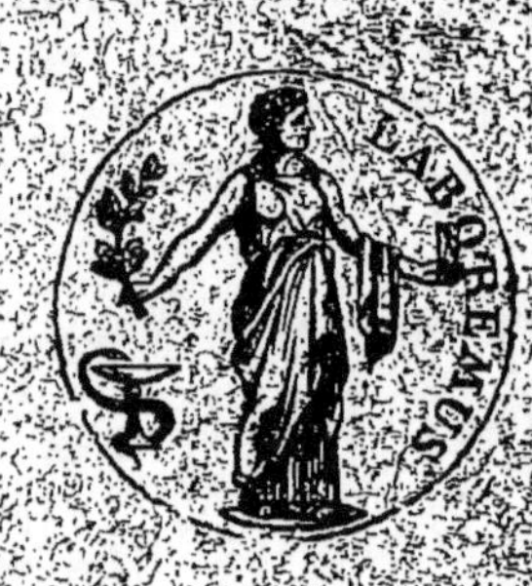

IMPRIMERIE CHAIX, RUE BERGÈRE, 20, PARIS. — 25800-12-97. — (Encre Lorilleux)